DE LA

FIÈVRE DYSENTÉRIQUE

DITE PERNICIEUSE

PUBLICATIONS DU *PROGRÈS MÉDICAL*

DE LA
FIÈVRE DYSENTÉRIQUE
DITE PERNICIEUSE

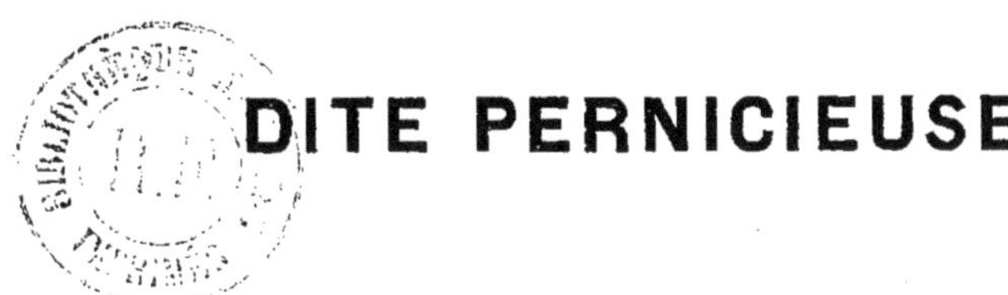

PAR LES D^{rs}

Spiridion KANELLIS | **Jean CARDAMATIS**
ancien vice-président | membre de l'Académie
de la Société Médicale. | de médecine de Barcelone.

D'ATHÈNES

PARIS

AUX BUREAUX DU | FÉLIX ALCAN
PROGRÈS MÉDICAL | ÉDITEUR
14, Rue des Carmes, 14 | 108, Boulevard Saint-Germain, 108

1901

FIÈVRE DYSENTÉRIQUE

DITE PERNICIEUSE

I.

La tendance qu'avaient nos anciens confrères à mettre trop de détails dans leurs observations scientifiques, et à négliger la détermination claire de l'explication de tout phénomène pathologique, fût-ce le moindre, a malheureusement tant augmenté la description et la classification des fièvres pernicieuses, que l'on voit entrer dans cette classification, sous le nom de fièvres dysentéroïdes émanant du miasme paludéen, des états pathologiques qui ne sont qu'une complication de la fièvre intermittente ou rémittente avec catarrhe dysentérique.

L'existence d'une fièvre dysentérique pernicieuse fut rejetée par de célèbres auteurs qui, par contre, ont soutenu la possibilité de l'évolution simultanée de ces deux entités morbides indépendantes entre elles, chez le même individu.

En beaucoup de pays chauds, dit Colin, la dysenterie et la fièvre paludéenne règnent en même temps et forment presque entièrement le tableau pathologique de ces contrées.

Il n'est donc point étonnant si ces deux maladies attaquent souvent le même individu et qu'on voit mourir de symptômes dysentériques aigus des personnes qui ont présenté un certain nombre d'accès fébriles.

Examinant l'évolution simultanée de ces deux entités morbides et tâchant d'établir par des arguments raisonnés, la périodicité de l'exaltation du catarrhe dysentérique, toutes les fois que la fièvre intermittente coexiste, Colin soutient que les productions de l'une peuvent concourir à celles de l'autre infection, et il admet que les congestions splanchniques produites dans la période du frisson des accès, peuvent amener, lorsqu'il y a une complication de dysenterie, une congestion accompagnée par des hémorragies au niveau du gros intestin, et qui, d'après ce mécanisme, se reproduisent périodiquement, à moins qu'elles n'aient tué le malade du premier coup.

En Grèce, on ne rencontre que très rarement ces fièvres caractérisées comme dysentériques pernicieuses, par exemple, lorsque durant les saisons estivale et automnale de l'année, une épidémie de catarrhe dysentérique sévit conjointement avec une endémie de fièvres paludéennes. On ne rencontre cette forme ou plutôt cette combinaison de l'héloplasmode de Laveran avec le virus dysentérique que là où, pour des raisons climatériques ou à la faveur de la latitude géographique, ces deux maladies sont endémiques, comme on le voit particulièrement dans les régions tropicales. A Rome, par exemple, où le paludisme est endémique au point de primer toutes les autres maladies, et où la dysenterie est très rare, Colin dit qu'il n'a même pas observé un cas de fièvre dysentérique pernicieuse, et il explique ce phénomène par l'absence complète des dysenteries qui, faisant défaut, ne compliquent point les maladies paludéennes en cette région. En concluant, il émet l'avis que là où la dysenterie n'est point endémique à côté de la fièvre palustre, il est impossible d'observer l'existence de la fièvre dysentérique dite pernicieuse.

Hippocrate, lui-même, considérait la dysenterie comme

une complication de l'impaludisme et non comme engendrée par ce dernier, en disant « δυσεντερίη σωληνώδεσι μὴ μακρὴ χρήσιμον, μακρὴ δὲ πονηρόν· ληγούσης γὰρ ἐς ὕδρωσας ἢ λειεντερίας γίγνονται θανάσιμοι (1).

Jean Dudon (2) soutenant l'opinion que des accès de fièvre paludéenne compliquent souvent la dysenterie, affirme que la fièvre paludéenne ne peut en rien modifier la marche de la dysenterie et, en étudiant la fièvre dysentérique, considérée comme pernicieuse par Daullé, il admet l'existence des caractères symptomatiques établis par Daullé relativement à la fièvre dysentérique pernicieuse, mais il pense que, même encore, on doit considérer la maladie comme fièvre intermittente compliquée, et non comme une fièvre paludéenne pernicieuse proprement dite.

S. Mourson, en distinguant les deux maladies, dit que le paludisme est un sol entièrement préparé pour recevoir la dysenterie, car il lui fournit les conditions les plus favorables à son développement, c'est-à-dire la collaboration infectieuse, l'affaiblissement de l'organisme, enfin qu'il expose à l'attaque de plusieurs infections, telles que la dysenterie, le choléra (3), etc. Ceux qui viennent, dit-il, soit de pays salubres, soit de foyers palustres ou ceux qui sont affectés du paludisme, seront les premiers attaqués par le fléau dysentérique.

Quant à nous, nous étant appliqués à l'étude des fièvres dysentériques qui sont décrites dans la littérature médicale comme pernicieuses, nous les rapportons toutes sans exception aux catarrhes dysentéroïdes compliqués quelquefois par le paludisme, et nous n'attachons aucune signification aux cas de prétendues

---

(1) Κωακαι προγνώσεις. Τόμ. 5 σελ. 686 — ἀφορισμοί.

(2) Notes et observations sur les affections puludéennes à la côte occident. d'Afrique. Thèse de Paris, 1869.

(3) Recherches cliniques sur la complication paludéenne dans quelques intoxications, p. 214, t. II. (*Archives méd. navales*, 1887.)

fièvres dysentériques pernicieuses inscrits dans la littérature médicale, et qui étaient considérés comme guérissables par quelques grains de quinine administrés aux malades, tandis que l'amélioration essentielle du catarrhe n'était pas déterminée par le médicament spécial du paludisme, mais bien par les moyens thérapeutiques appropriés au catarrhe dysentérique et dont on faisait usage. En examinant les travaux des divers observateurs de la fièvre dysentérique pernicieuse, nous relevons que ces derniers attribuent une grande signification et beaucoup d'attention au ténesme et aux évacuations sanguinolentes, symptômes qui étaient suffisants, dès leur apparition, à faire considérer ces cas comme des fièvres dysentériques pernicieuses. Mais qui de nous n'a pas rencontré des entérites simples qui prennent le masque de la fièvre dysentérique avec ténesme léger pendant leur exaltation inflammatoire ; envie fréquente d'expulser le mucus et évacuations sanguinolentes.

Rien que ce léger ténesme et ces quelques gouttes de sang suffisent-ils à constituer l'élément spécifique de la malignité sur lequel est basée la fièvre dysentérique pernicieuse. On voit toujours ces exaltations, ces violentes inflammations de l'entérite simple survenir à la suite d'un refroidissement ou de fautes diététiques, circonstances qui, débilitant les petits malades, amènent sa mort ou cèdent au traitement et au régime raisonnés ; elles sont une pure complication toutes les fois qu'elles se manifestent chez des personnes impaludées, attendu que l'élément paludéen n'a pas la vertu de produire de pures dysenteries, comme le choléra ne peut engendrer le typhus, ni le typhus produire la variole.

II.

La dysenterie est incontestablement endémique où le paludisme l'est aussi et, en particulier, dans les pays chauds ; c'est pourquoi l'on voit souvent des personnes impaludées attaquées de la dysenterie ou inversement, des dysentériques atteints du paludisme. C'est à cette constatation qu'on peut attribuer l'erreur d'auteurs distingués qui ont considéré la dysenterie comme une manifestation paludéenne et ont décrit à part une *dysenterie paludéenne*, une *dysenterie intermittente* et une *fièvre dysentérique pernicieuse*. La dysenterie seule, développée par hasard sur un organisme infecté depuis longtemps par le paludisme et en portant les stigmates évidents, (surtout si ce dernier a une forme fébrile ou continue) peut amener une confusion des symptômes et revêtir la marque compliquée de ces deux maladies, et seul l'examen microscopique peut nous fixer à ce sujet. En effet, la dysenterie aiguë est souvent accompagnée par de la fièvre alors même qu'il n'y a point de complication avec le paludisme. Cette fièvre n'est due à rien autre qu'au virus propre de la dysenterie et aux modifications pathologiques de l'intestin qui en résultent. Plus d'une fois chez les enfants affectés d'un catarrhe dysentéroïde aigu, nous avons remarqué une fièvre rémittente ou continue qui montait jusqu'à 40 degrés, surtout vers le soir, et persistait pendant quatre ou cinq jours, provenant du catarrhe, sans que le paludisme y fût même pour quelque chose. En pareil cas la quinine, ainsi que Laveran le prétend, n'a aucune action favorable sur la terminaison de la maladie, et c'est à un autre traitement que le praticien doit avoir recours pour obtenir la guérison du malade (calomel, huile de ricin, bains tièdes, régime lacté exclusif).

L'examen du sang chez les dysentériques ne permet jamais de découvrir l'existence d'héloplasmode, et à l'autopsie on retrouve de profondes altérations du gros intestin, qui ne se trouvent point chez les impaludiques, la rate est rarement tuméfiée, et alors fort peu, il n'y a point de granulations pigmentaires, ni dans ce viscère, ni dans les autres organes. Ce n'est que lorsque le paludisme est compliqué d'une dysenterie chez le même sujet qu'on peut retrouver l'héloplasmode dans le sang et la phlegmasie du gros intestin qui caractérise la dysenterie. Il en résulte que la dysenterie et le paludisme sont des maladies différentes, mais qui peuvent souvent coexister chez le même individu dans des pays chauds, et qui exercent entre elles au point de vue de prédisposition une influence indiscutable, car chacune d'elles, en débilitant l'organisme, constitue une cause prédisposante. L'un de nous a observé à Boufrade en 1895, pendant une épidémie de fièvres paludéennes et de catarrhes dysentériques, des cas de ce genre ; et c'est seulement dans ces cas que l'usage de la quinine est indiqué.

Tous les enfants qui étaient débilités et anémiques par les suites du paludisme, ceux-ci, comme des organismes prédisposés, étaient facilement attaqués par la dysenterie ; et ceux qui, parmi eux, étaient en convalescence de dysenterie, étaient plus facilement sujets au paludisme. Dans de pareilles circonstances, les deux maladies s'aggravaient par leur coexistence et agissaient parallèlement contre l'organisme, « comme prédisposant l'une à l'invasion de l'autre, ajoute Laveran avec beaucoup de raison, celui qui est en convalescence d'une dysenterie, et qui vient à être attaqué par une fièvre intermittente, voit apparaître de nouveau la dysenterie qui venait de disparaître ».

Selon nous, qui avons étudié de près la question, tous les cas de catarrhes dysentériques que nous avons eu l'occasion de remarquer, chez des enfants particulièrement, résultent d'alimentations défectueuses, d'in-

fluences atmosphériques, de fautes diététiques, et on
observe souvent des catarrhes semblables, sous forme
épidémique ou sporadique, sans que le miasme paludéen y ait quelque rapport, si ce n'est en tant que complication. Le mouvement fébrile qui affecte parfois la
forme rémittente, tient proprement à la cause primitive
du catarrhe dysentérique, si en effet, l'élément paludéen
n'y joue aucun rôle. La quinine n'a aucune action,
comme du moins nous l'avons constaté après un long
séjour dans des lieux très marécageux, sur l'état géné-
ral du malade, et encore moins sur les évacuations et
le ténesme, symptômes à tort attribués à la cause sous-
entendue du miasme paludéen, à moins que celui-ci ne
se trouve compliqué secondairement, comme cela a été
observé par nous pendant une épidémie de fièvres paludéennes et de catarrhes dysentériques. D'ailleurs, on
voit souvent le miasme paludéen se compliquer avec
d'autres maladies, comme par exemple, paludisme avec
érysipèle, paludisme avec rougeole, paludisme avec
grippe et ainsi de suite.

Dans une statistique de 43 hôpitaux militaires, d'après
laquelle, pendant une période de cinq ans 60,125 indi-
vidus impaludés ont été soignés, on n'a observé que
127 cas de fièvres pernicieuses ; parmi ces dernières on
n'a pas observé, inscrit sur les bulletins, un seul cas
de fièvre dysentérique pernicieuse. Notre statistique portant sur 10,000 personnes impaludées témoigne que
parmi les 22 cas de fièvres pernicieuses que nous avons
constatés il n'y avait aucune observation de fièvre dysentérique. D'après une statistique générale dressée après
une étude très pénible des articles, des monographies
et des traités d'auteurs grecs, français (Afrique, contrées tropicales, etc.), anglais (Indes, Australie, etc.),
allemands (Cameroun), italiens (Abyssinie), parmi
277,000 cas de maladies paludéennes, il y avait 3,054
cas de fièvres pernicieuses. Parmi ces fièvres pernicieuses, on a signalé seulement la forme de 1,317

cas dont 8 seulement ont été considérés par les observateurs comme de nature dysentérique pernicieuse. En faisant maintenant l'addition des nombres de toutes ces statistiques, nous obtenons le total de 344,825 cas de maladies paludéennes, dont 3,203 étaient des fièvres pernicieuses. Parmi elles, les 1,466 furent d'une forme connue et de ces dernières encore, 8 seulement ont été considérées et inscrites comme dysentériques pernicieuses ! Et elles sont même très contestables, parce que les observations des médecins français, surtout, ont été faites dans les contrées tropicales, où la dysenterie est endémique. On voit ainsi que la statistique exacte et contrôlée confirme absolument nos considérations qui rejettent formellement l'existence d'une fièvre dysentérique pernicieuse comme une entité nosologique particulière.

En effet, la cause spéciale du catarrhe dysentérique primitif qui ne consiste point dans le miasme marécageux, ne semble pas être découverte d'une manière convaincante ; seulement, comme étiologie on rapporte des causes diverses ainsi que certains microbes, on considère comme causes prédisposantes, l'influence de la saison chaude de l'année, les changements atmosphériques, etc. L'un de nous, qui exerçait à Boufrade de Pylie, en 1894, a observé une pareille épidémie (chez des enfants particulièrement) qui était due aux changements atmosphériques, mais qui était d'un caractère bénin. Toutefois, il a en même temps remarqué des cas graves, où la fièvre trahissait une coexistence paludéenne ; tous ces cas cependant, il les a traités par tous autres moyens que la quinine, d'après la conviction qu'il avait sur leur pathogénie. Lorsqu'en 1895, il y avait à Boufrade une grande épidémie de fièvres paludéennes comme intensité et comme étendue, en même temps qu'une légère épidémie de catarrhes dysentériques, il a souvent remarqué, en consultation avec d'autres confrères, que ces deux entités nosologiques se compliquaient, mais que chacune d'elles travaillait à son propre compte, sans que l'une influençât les produits de l'autre, de façon que le tableau clinique se modifiât. C'est à une coïncidence qu'on peut attribuer l'exaltation symptomatologique du catarrhe dysentérique, toutes les fois que la fièvre intermittente vient à se développer simultanément (bien que, en principe, nous admettions que ces deux maladies s'influencent entre elles) ; et cela d'autant plus qu'il est reconnu que le catarrhe est susceptible de rémissions et d'exaltations. Quant à nous, dans tous les cas que nous avons remarqués, nous ne vîmes jamais le catarrhe dysentéroïde changer de caractère, s'aggraver ou au contraire s'adoucir par la complication de l'infection paludéenne et encore moins, nous avons vu la quinine ou ses diverses préparations exercer une influence sur le catarrhe dysentéroïde proprement dit. Ce n'était que le mouvement fébrile qui était arrêté ou prévenu, tandis que d'autre part, l'autre état morbide, le catarrhe dysentéroïde, accomplissait et parcourait son évolution naturelle et il n'était influencé que par les médicaments indiqués contre lui. Par contre, dans trois cas, nous seuls et dans un autre avec un confrère expérimenté, en administrant la quinine pour le mouvement fébrile, nous avons été témoins d'une exacerbation du catarrhe. Cette exacerbation ne s'accomplissait pas, sans doute, à la suite d'une action contre l'organisme ou d'une sensibilité de l'organisme envers la quinine, mais parce que tout simplement la quinine n'a absolument aucune vertu thérapeutique sur la maladie, laquelle n'est point influencée par les sels de la quinine, mais bien par d'autres médicaments qui sont spéciaux pour elle. Les rémissions des évacuations et du ténesme, après l'usage de la quinine, que plusieurs observateurs rapportent, ne sont, d'après nous, qu'une illusion ou du moins des coïncidences fortuites. Car après l'administration du tannate de quinine, qui est d'usage en

pareilles circonstances, il est probable que ces rémissions sont dues au tannin contenu et non à la quinine.

D'ailleurs, le catarrhe dysentérique proprement dit,
est une entité nosologique particulière, soumise à un
bacille spécifique décrit par Chantemesse et Widal,
Cornil et Babés (qui ont même trouvé des diplocoques et
des spirilles), Veillon et Jayle (le colibacille commun),
Kartulis (d'Alexandrie), qui a retrouvé l'amibe dont il a
présenté de nombreuses observations, recueillies de
1885 à 1893, et le regretté chirurgien grec Zangarolas
(d'Alexandrie), qui admet le streptocoque comme la
cause de la dysenterie (1).

Puisque donc, conclut-il, l'entité morbide de la
dysenterie présente à coup sûr une spécifité micro-
bienne, elle ne peut tenir à des causes multiples, si la
cause spécifique, le bacille spécifique, n'est pas en
scène, ne prédomine pas, soit que cela soit une amibe
ou un streptocoque, ou un diplocoque, ou quelque chose
d'autre, ou enfin une combinaison de microbes (Ber-
trand (2).

Le microbe est la cause spécifique, l'élément actif,
sans lequel une maladie infectieuse ou contagieuse
ne peut pas exister (3). Puisque donc, jusqu'aujourd'hui
il y a des données d'après lesquelles on sait que l'héloplasmode ne peut produire une dysenterie, et que la
dysenterie provient d'autres causes, à quoi bon revenir
sur la vieille théorie d'Aristote, de la genèse spontanée,
en admettant par ces considérations absurdes la géné-
ration de la cause presque à volonté, d'où découle la
symptomatologie du virus dysentérique ? Donc, ou il y
a le virus dysentérique agissant avec le virus paludéen,
ou bien il y a l'élément paludéen avec une simple

---

(1) *Progrès Médical*, 1895. Dysentérie et abcès du foie.
(2) Contribution à la pathogénie de la dysentérie. (*Revue de
Médecine*, 1897, page 477.)
(3) Arnould. — *Hygiène*. Paris, 1881.

diarrhée ou entérite, états qui peuvent résulter de plusieurs causes.

De tous les cas relatifs à cette question que nous avons observés nous-mêmes, dans notre pratique clinique, nous concluons que : 1° La fièvre dysentérique pernicieuse n'est pas une entité morbide particulière, essentielle ;

2° Une pareille forme ne résulte pas du miasme paludéen primitivement, c'est-à-dire que cet élément ne peut pas produire le catarrhe dysentéroïde essentiel.

3° En cas de complication du miasme paludéen dysentérique, les productions de l'une des causes ne peuvent influencer celles de l'autre que par la débilitation de l'organisme que toutes les deux déterminent. Chacune des entités nosologiques évolue dans le même organisme indépendamment des effets de l'autre, chacune progressant dans le champ nosologique pour son propre compte.

4° Ces deux entités nosologiques ne s'opposent point ni ne se font concurrence l'une à l'autre, et alors qu'elles se compliquent et évoluent dans un même organisme ; l'une n'en prédispose pas moins le sol pour l'établissement ou pour la renaissance de l'autre maladie à la suite de la débilitation de l'organisme qu'elles déterminent.

5° *La fièvre dysentérique*, dite *pernicieuse*, doit être rayée du cadre des fièvres paludéennes, vu qu'elle n'existe pas avec la propriété nosologique qu'on lui attribue et cette dénomination doit être *la complication du paludisme avec le catarrhe dysentérique.*

www.ingramcontent.com/pod-product-compliance
Ingram Content Group UK Ltd.
Pitfield, Milton Keynes, MK11 3LW, UK
UKHW020205080726
13614UKWH00006B/2631